# FRUCHTBARKEITSDIÄT KOCHBUCH

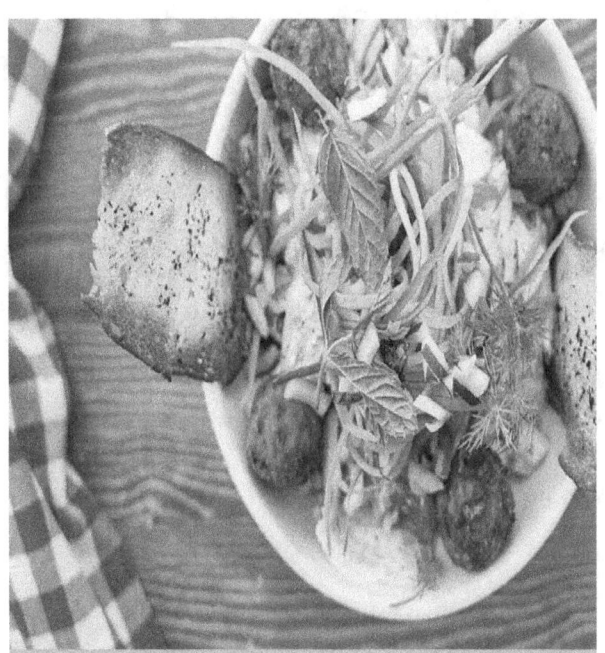

**Leckere Rezepte zum Boosten**

**Deine Baby-Making-Kräfte.**

DISH WHIP

**Copyright © 2024 Dish Whip.**

Alle Rechte vorbehalten.

Kein Teil dieser Veröffentlichung darf ohne die vorherige schriftliche Genehmigung des Herausgebers in irgendeiner Form oder mit irgendwelchen Mitteln, einschließlich Fotokopie, Aufzeichnung oder anderen elektronischen oder mechanischen Methoden, reproduziert, verbreitet oder übertragen werden, außer im Falle kurzer Zitate in kritischen Rezensionen und bestimmten anderen nichtkommerziellen Nutzungen, die durch das Urheberrecht zulässig sind. Für Genehmigungsanfragen wenden Sie sich bitte an den Herausgeber.

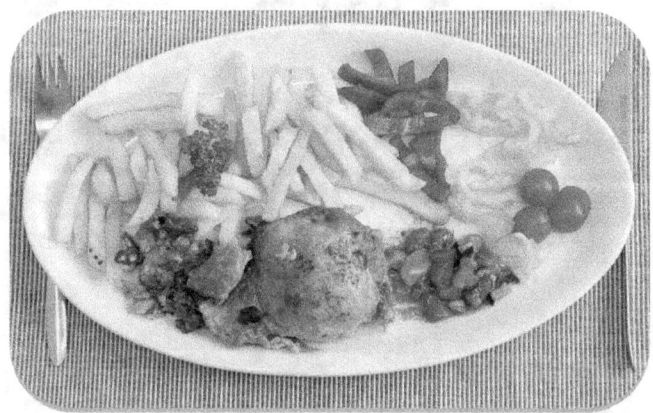

# INHALTSVERZEICHNIS

**EINFÜHRUNG** .................................................................. 5

KAPITEL EINS ................................................................... 7

    Verstehen Sie den Fruchtbarkeitskreislauf Ihres Körpers ............................................................................ 7

KAPITEL ZWEI .................................................................. 9

    Lebensmittel zur Steigerung der Fruchtbarkeit ............ 9

KAPITEL DREI ................................................................. 12

    Fruchtbarkeits-Superfoods .......................................... 12

KAPITEL VIER ................................................................. 14

    Wesentliche Nährstoffe für die Fruchtbarkeit ............ 14

KAPITEL FÜNF ................................................................ 16

    Grundlagen der Essensplanung .................................. 16

KAPITEL SECHS .............................................................. 19

    **REZEPTE FÜR FRUCHTBARKEIT** ........................ 19

    Rezept zum Mittagessen ............................................. 27

    Rezepte zum Abendessen ........................................... 31

KAPITEL SIEBEN .......................................................................... 38

   Snacks und Desserts für die Fruchtbarkeit ................... 38

KAPITEL ACHT ............................................................................ 41

   Säfte und Smoothies für die Fruchtbarkeit ................... 41

KAPITEL NEUN ........................................................................... 45

   Auswärts essen und reisen, während man versucht, schwanger zu werden ........................................................... 45

KAPITEL ZEHN ............................................................................ 48

   Mythen und Fakten zur Fruchtbarkeitsdiät ................... 48

**ABSCHLUSS** ............................................................................... 53

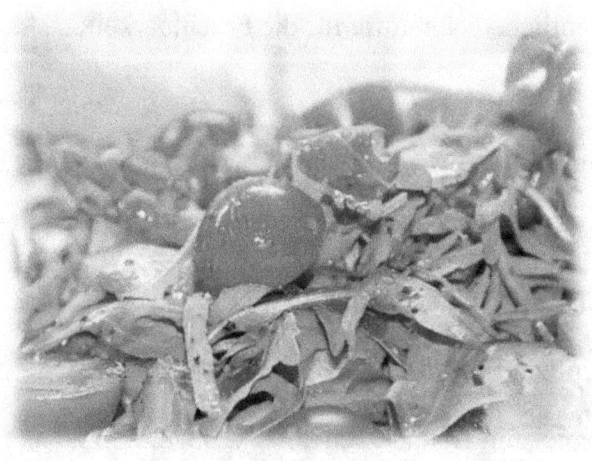

# EINFÜHRUNG

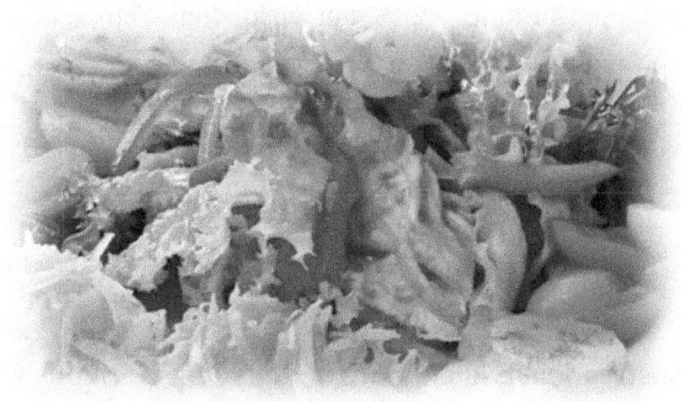

Der Weg zur Elternschaft kann eine aufregende und erfüllende Erfahrung sein, für manche Paare kann er jedoch auch mit Herausforderungen verbunden sein. Eines der häufigsten Probleme ist die Fruchtbarkeit, also die Fähigkeit, schwanger zu werden und eine Schwangerschaft auszutragen. Zwar stehen verschiedene medizinische Interventionen zur

Verfügung, aber auch die Ernährung kann eine wichtige Rolle bei der Optimierung der Fruchtbarkeit spielen.

Als Autorin dieses Ratgebers bin ich zertifizierte Ernährungsberaterin mit einer Leidenschaft dafür, Paaren dabei zu helfen, ihren Traum von der Familiengründung zu verwirklichen. In diesem Leitfaden beleuchten wir die Bedeutung der Ernährung für die Fruchtbarkeit und geben praktische Tipps und Rezepte, die Sie auf Ihrem Weg unterstützen.

Wir beginnen damit, den Fruchtbarkeitszyklus Ihres Körpers zu verstehen, einschließlich des Menstruationszyklus und der Rolle von Hormonen bei der Fruchtbarkeit. Anschließend befassen wir uns mit den Lebensmitteln, die die Fruchtbarkeit steigern können, einschließlich der Fruchtbarkeitsdiät, Vollwertkost und Bio-Optionen. Wir werden uns auch mit Fruchtbarkeits-Superfoods und essentiellen Vitaminen und Mineralien für die Fruchtbarkeit befassen.

Um Ihnen dabei zu helfen, diese Lebensmittel in Ihre Ernährung zu integrieren, stellen wir Ihnen Tipps zur

Essensplanung und Beispiel-Essenspläne für Frühstück, Mittag- und Abendessen zur Verfügung. Wir teilen auch Snack- und Dessertideen sowie Saft- und Smoothie-Rezepte für die Fruchtbarkeit.

Für vielbeschäftigte Paare bieten wir Tipps und Ideen zur Essenszubereitung sowie Ratschläge für gesunde Entscheidungen beim Essen gehen oder auf Reisen. Abschließend werden wir gängige Mythen über die Fruchtbarkeitsdiät entlarven und zusätzliche Ressourcen für Fruchtbarkeit und Ernährung bereitstellen.

Indem Sie diese Empfehlungen befolgen und nährstoffreiche Lebensmittel in Ihre Ernährung integrieren, können Sie Ihre Fruchtbarkeit optimieren und Ihre Chancen auf eine Familiengründung erhöhen. Lass uns anfangen!

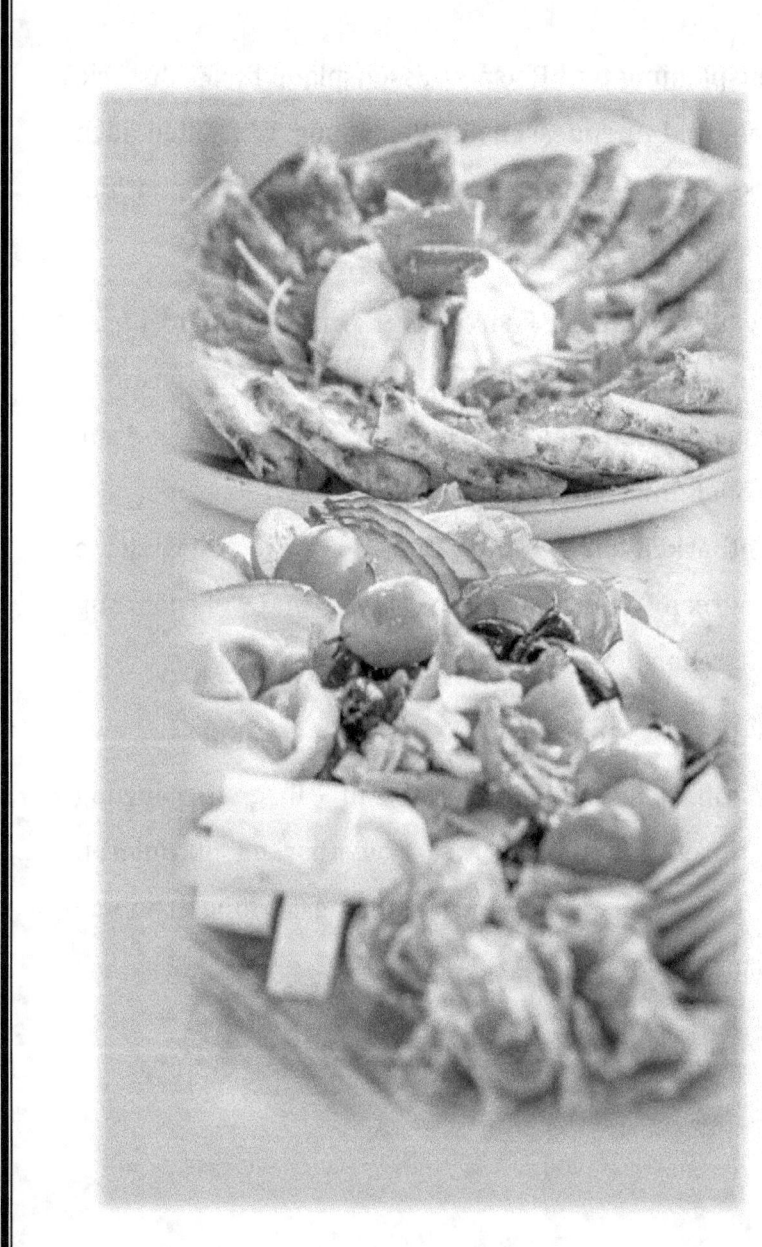

# KAPITEL EINS

## Verstehen Sie den Fruchtbarkeitskreislauf Ihres Körpers

Das Verständnis des Fruchtbarkeitszyklus Ihres Körpers ist ein wichtiger Aspekt bei der Steuerung einer Fruchtbarkeitsbehandlung. Im Folgenden finden Sie einige wichtige Dinge, die Sie wissen sollten:

1. Der Menstruationszyklus: Der Menstruationszyklus ist der monatliche Prozess, in dem sich der Körper einer Frau auf eine Schwangerschaft vorbereitet. Sie dauert typischerweise 28–32 Tage und wird durch Hormone gesteuert.

2. Die Rolle von Hormonen bei der Fruchtbarkeit: Hormone wie Östrogen und Progesteron spielen eine entscheidende Rolle bei der Fruchtbarkeit, indem sie den Eisprung regulieren und die Gebärmutter auf eine Schwangerschaft vorbereiten.

3. Den Eisprung verfolgen: Der Eisprung ist die Freisetzung einer Eizelle aus dem Eierstock und die fruchtbarste Zeit im Zyklus einer Frau. Die Verfolgung des Eisprungs kann durch Methoden wie die Verfolgung der Basaltemperatur, die Überwachung des Zervixschleims oder die Verwendung von Ovulationsvorhersage-Kits erfolgen.

4. Häufige Fruchtbarkeitsprobleme und ihre Ursachen: Zu den häufigsten Fruchtbarkeitsproblemen gehören Ovulationsstörungen, verstopfte Eileiter und eine geringe Spermienzahl oder -motilität. Diese Probleme können durch Faktoren wie Alter, hormonelle Ungleichgewichte oder zugrunde liegende Erkrankungen verursacht werden.

Wenn Sie den Fruchtbarkeitszyklus Ihres Körpers und mögliche Fruchtbarkeitsprobleme verstehen, können Sie gemeinsam mit Ihrem Arzt einen individuellen Behandlungsplan entwickeln, der auf Ihre spezifischen Bedürfnisse zugeschnitten ist. Es ist wichtig zu bedenken, dass eine Fruchtbarkeitsbehandlung möglicherweise nicht für jeden notwendig ist. Es gibt auch natürliche Möglichkeiten, die Fruchtbarkeit zu steigern, beispielsweise durch die Aufrechterhaltung eines gesunden Lebensstils und die Bewältigung des Stressniveaus.

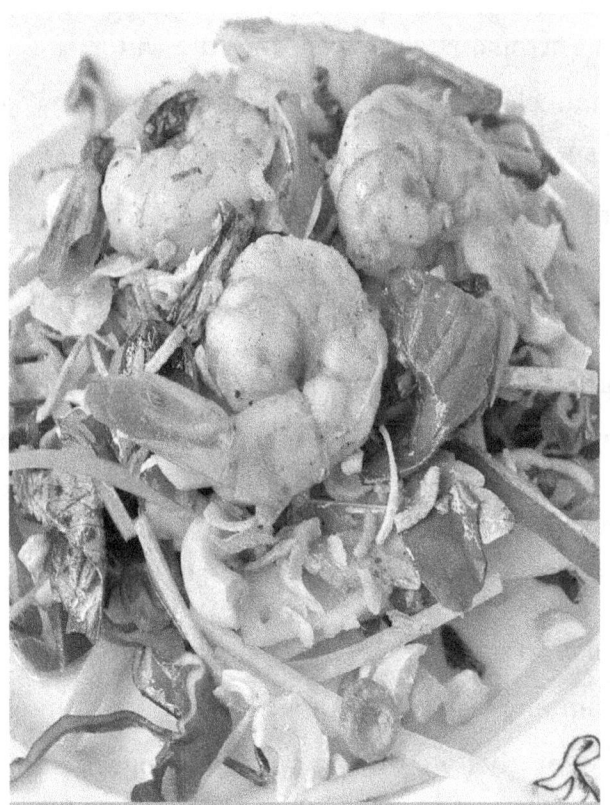

# KAPITEL ZWEI

## Lebensmittel zur Steigerung der Fruchtbarkeit

**Die Fruchtbarkeitsdiät**

Der Verzehr der richtigen Lebensmittel ist für ein gesundes Fortpflanzungssystem und die Unterstützung der männlichen und weiblichen Fruchtbarkeit unerlässlich. Eine fruchtbarkeitsfreundliche Ernährung kann Ihre Chancen auf eine Empfängnis erhöhen, das Risiko von Geburtsfehlern verringern und Ihnen das Austragen einer Schwangerschaft erleichtern. Eine Fruchtbarkeitsdiät sollte nährstoffreich sein und sich auf vollwertige, natürliche, unverarbeitete Lebensmittel konzentrieren.

**Vollwertkost vs. verarbeitete Lebensmittel**

Unter Vollwertkost versteht man Lebensmittel, die in ihrer gesamten Form angebaut, produziert und verzehrt werden. Verarbeitete Lebensmittel hingegen sind Lebensmittel, deren ursprünglicher Zustand durch verschiedene Verarbeitungstechniken, einschließlich

Herstellung, Einmachen und Braten, verändert wurde. Eine Ernährung, die hauptsächlich aus Vollwertkost und nur wenigen verarbeiteten Lebensmitteln besteht, ist die beste Wahl für die allgemeine Gesundheit, einschließlich Ihrer reproduktiven Gesundheit.

**Bio- vs. konventionelle Lebensmittel**

Bio-Lebensmittel sind Lebensmittel, die nachweislich ohne den Einsatz von synthetischen Düngemitteln, Pestiziden, Herbiziden oder anderen Chemikalien angebaut wurden. Konventionelle Lebensmittel hingegen werden mit nicht-biologischen Anbaumethoden angebaut und enthalten in der Regel Stoffe, die mit Fortpflanzungsproblemen in Verbindung gebracht werden. Der Verzehr von Bio-Lebensmitteln kann Ihre Belastung durch potenziell schädliche Chemikalien verringern, die die Fruchtbarkeit beeinträchtigen können. Daher ist es am besten, wann immer möglich, Bio-Lebensmittel zu wählen.

**Lebensmittel zu vermeiden**

Bestimmte Lebensmittel können die Fruchtbarkeit beeinträchtigen und sollten bei einem Kinderwunsch vermieden werden. Dazu gehören Lebensmittel mit einem hohen Anteil an Transfetten oder gesättigten Fettsäuren, wie etwa verarbeitetes Fleisch, Vollmilchprodukte und frittierte Lebensmittel. Andere Lebensmittel, die Sie meiden sollten, wenn Sie versuchen, schwanger zu werden, sind verarbeitete Snacks und Lebensmittel, Koffein und Alkohol.

**Essen für eine ausgewogene Ernährung**

Eine ausgewogene Ernährung ist der Schlüssel zur Gesundheit der Fruchtbarkeit. Idealerweise sollte Ihre Fruchtbarkeitsdiät nährstoffreiche Protein- und Kohlenhydratquellen, gesunde Fette, viel frisches Obst und Gemüse sowie moderate Mengen an Milchprodukten und Vollkornprodukten umfassen. Eine ausgewogene Ernährung trägt dazu bei, dass Ihr Körper alles hat, was er zur Unterstützung der Fruchtbarkeit benötigt.

# KAPITEL DREI

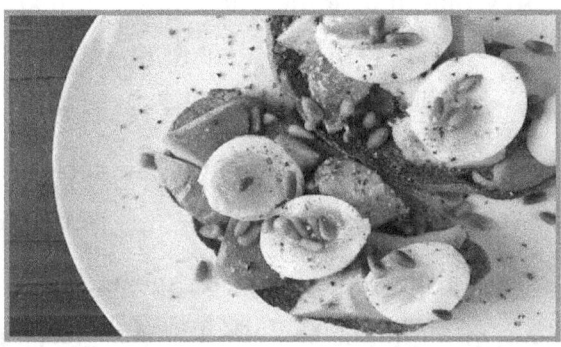

## Fruchtbarkeits-Superfoods

**Nährstoffreiche Lebensmittel für die Fruchtbarkeit**

Wenn es darum geht, ein gesundes Fortpflanzungssystem zu gewährleisten, sind bestimmte nährstoffreiche Lebensmittel ideal zur Steigerung der Fruchtbarkeit. Diese nährstoffreichen Optionen werden allgemein als „Superfoods" bezeichnet und bieten eine breite Palette an Vitaminen und Mineralstoffen, die sich positiv auf die reproduktive Gesundheit auswirken.

**Die Vorteile von Superfoods**

Superfoods enthalten bekanntermaßen eine breite Palette an Vitaminen, Mineralien und Antioxidantien, die alle für die reproduktive Gesundheit unerlässlich sind. Blattgemüse ist beispielsweise reich an Folsäure und Eisen, während Nüsse und Samen reich an herzgesunden Fetten und Vitaminen sind. Darüber hinaus sind Hülsenfrüchte eine ausgezeichnete Quelle für Zink, Magnesium und Vitamin B6. All dies ist für den richtigen Hormonhaushalt und den Eisprung bei Frauen notwendig. Darüber hinaus sind Meeresfrüchte wie Lachs, Sardinen und Kaviar hochwertige Quellen für Omega-3-Fettsäuren, die für die Erhaltung der reproduktiven Gesundheit unerlässlich sind.

**So integrieren Sie Superfoods in Ihre Ernährung**

Wenn Sie Superfoods in Ihre Ernährung integrieren möchten, ist es wichtig, sich nach Möglichkeit auf den Kauf frischer, vollwertiger Lebensmittel zu konzentrieren. Darüber hinaus kann das Hinzufügen von frischem Obst, Gemüse, Nüssen und Samen zu Ihrer Ernährung äußerst vorteilhaft für die reproduktive Gesundheit sein. Auch der Ersatz von rotem und verarbeitetem Fleisch durch magere Proteinquellen wie Fisch, Hülsenfrüchte und Eier kann eine Reihe gesunder Vitamine und Mineralstoffe liefern. Das Hinzufügen fermentierter Lebensmittel wie Joghurt und Sauerkraut zu Ihren Mahlzeiten kann nützliche Probiotika für die Gesundheit des Verdauungssystems und das Immunsystem liefern. Schließlich ist die Einbeziehung von Nüssen und Samen in Snacks oder Mahlzeiten eine großartige Möglichkeit, eine zusätzliche Quelle für Mikronährstoffe zu erhalten.

# KAPITEL VIER

## Wesentliche Nährstoffe für die Fruchtbarkeit

Die Ernährung spielt eine entscheidende Rolle für die menschliche Fruchtbarkeit, insbesondere für die reproduktive Gesundheit von Frauen. Wichtige Nährstoffe – darunter Vitamine, Mineralien und andere essentielle Bestandteile – sind für die optimale Funktion des Körpers, einschließlich des Fortpflanzungssystems, notwendig. Eine ausreichende Zufuhr von Vitaminen und Mineralstoffen ist daher für eine erfolgreiche Empfängnis sehr wichtig.

**So erhalten Sie ausreichend Vitamine und Mineralien aus der Nahrung**

Der beste Weg, die essentiellen Vitamine und Mineralien zu erhalten, die zur Unterstützung der Fruchtbarkeit erforderlich sind, ist eine ausgewogene, gesunde Ernährung. Obst und Gemüse sind besonders wichtig, da Untersuchungen gezeigt haben, dass die darin enthaltenen Antioxidantien die Qualität der

Eizellen von Frauen und der Spermien von Männern verbessern können. Auch der ausreichende Verzehr von Vollkornprodukten, Proteinen und gesunden Fetten ist wichtig für die Fruchtbarkeit.

**Nahrungsergänzungsmittel für die Fruchtbarkeit**

Für den Fall, dass eine Person nicht in der Lage ist, ausreichend Vitamine und Mineralstoffe über die Nahrung aufzunehmen, können Nahrungsergänzungsmittel eingenommen werden. Nahrungsergänzungsmittel sind auch eine gute Möglichkeit, die empfohlene Tagesdosis an Vitaminen und Mineralstoffen zu erreichen. Es ist jedoch wichtig, vor der Einnahme von Nahrungsergänzungsmitteln mit einem Arzt zu sprechen, um sicherzustellen, dass diese notwendig sind und keine Wechselwirkungen mit den von der betreffenden Person eingenommenen Medikamenten auftreten.

**Welche Vitamine und Mineralien können die Fruchtbarkeit verbessern?**

Zu den Vitaminen und Mineralstoffen, die nachweislich die Fruchtbarkeit verbessern, gehören Eisen, Vitamin C, Omega-3-Fettsäuren, Zink und Folsäure. Eisen hilft bei der Bildung roter Blutkörperchen, was die Fruchtbarkeit fördert und den Vitamin-C-Spiegel erhöht. Omega-3-Fettsäuren sind wichtig für die Spermienproduktion und helfen auch dabei, Entzündungen im Körper zu reduzieren. Zink unterstützt die Entwicklung der Fortpflanzungsorgane und Folsäure ist wichtig für eine gesunde Schwangerschaft. Obwohl es am besten ist, diese Vitamine und Mineralstoffe über die Nahrung aufzunehmen, können Nahrungsergänzungsmittel erforderlich sein, wenn die Vitamine und Mineralstoffe aus der Nahrung nicht ausreichen.

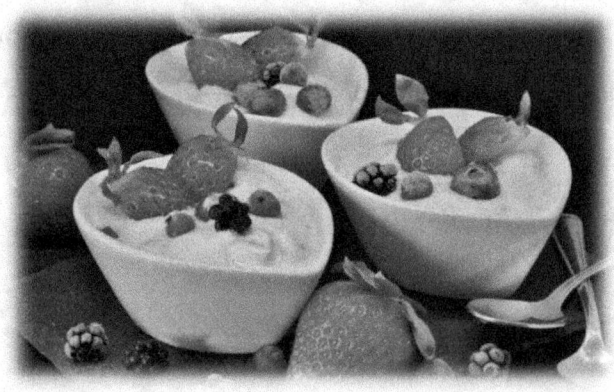

# KAPITEL FÜNF

## Grundlagen der Essensplanung

Die Planung Ihrer Mahlzeiten ist ein wichtiger Bestandteil, um sicherzustellen, dass Ihr Körper die Vitamine und Nährstoffe erhält, die er für die Erreichung und Aufrechterhaltung der Fruchtbarkeit benötigt. Dazu gehört die Planung, welche Arten von Lebensmitteln Sie kaufen möchten, wie viel Sie kaufen möchten, wo Sie sie kaufen und wie Sie sie zubereiten. Indem Sie sich die Zeit nehmen, jede Woche Mahlzeiten zu planen, können Sie eine nahrhafte Ernährung zusammenstellen, die Ihre Ziele im Bereich der reproduktiven Gesundheit unterstützt.

**Beispiel-Speisepläne für Fruchtbarkeit**

Gesunde, ausgewogene Mahlzeiten zuzubereiten muss nicht kompliziert sein. Es gibt zwar keinen allgemeingültigen Ernährungsplan zur Förderung der

Fruchtbarkeit, aber hier sind einige Ideen, die Ihnen den Einstieg erleichtern:

• Frühstück: Overnight Oats mit Früchten und Nüssen.

• Mittagessen: Ein Quinoa-Salat, Hummus-Wrap oder eine mit Gemüse beladene Pfanne.

• Snack: Nüsse und Samen, ein hartgekochtes Ei oder geschnittene Äpfel oder Karotten mit Nussbutter.

• Abendessen: Ein gegrillter Hühnersalat, eine Pfanne mit braunem Reis oder eine Gemüse-Linsen-Suppe.

**Tipps für die Zubereitung von Mahlzeiten**

Durch die Zubereitung von Mahlzeiten können Sie Zeit und Geld sparen und gleichzeitig sicherstellen, dass Sie die ganze Woche über gesunde, ausgewogene Mahlzeiten zu sich nehmen. Nachfolgend einige Hinweise zur Essenszubereitung:

• Kochen Sie eine große Menge Getreide (z. B. Quinoa oder brauner Reis) und bewahren Sie sie im Kühl- oder Gefrierschrank auf, um sie schnell und einfach zu einer Mahlzeit hinzufügen zu können.

- Schneiden Sie frisches Gemüse und bewahren Sie es in luftdichten Behältern auf, um es die ganze Woche über problemlos zu Sandwiches, Salaten und anderen Gerichten hinzuzufügen.

- Kochen Sie zu Beginn der Woche ein Dutzend Eier für eine schnelle und tragbare Ergänzung zu Snacks und Mahlzeiten.

- Kochen Sie eine große Menge Suppe oder Eintopf und frieren Sie einzelne Behälter ein, um die ganze Woche über schnelle und einfache Mahlzeiten zu erhalten.

**Vorteile der Essensplanung für die Fruchtbarkeit**

Durch die Planung Ihrer Mahlzeiten können Sie sicherstellen, dass Ihr Körper die Nährstoffe erhält, die er für die Erreichung und Aufrechterhaltung der Fruchtbarkeit benötigt. Eine ausgewogene Ernährung kann dazu beitragen, den Hormonhaushalt zu verbessern, die essentiellen Vitamine und Mineralien bereitzustellen, die für die Fortpflanzungsgesundheit erforderlich sind, und sicherzustellen, dass Sie genügend Kalorien zu sich nehmen, um die

Fruchtbarkeit zu unterstützen. Darüber hinaus hilft die Essensplanung, Zeit und Geld zu sparen, sodass Sie sich auf andere Aspekte der Fruchtbarkeit konzentrieren können.

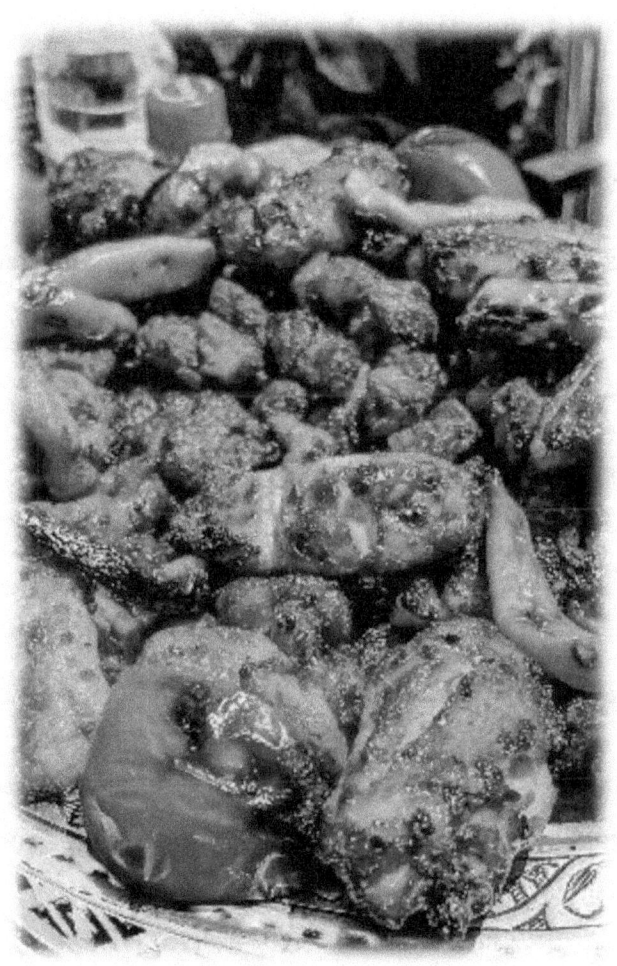

# KAPITEL SECHS

## REZEPTE FÜR FRUCHTBARKEIT

**Rezepte zum Frühstück**

### 1. Avocado-Beeren-Frühstücks-Smoothie

**Zutaten:**

-½ Avocado

-1 Tasse gefrorene Beeren (Blaubeeren, Himbeeren, Kirschen oder eine Kombination)

-1 Tasse milchfreie Milch

-1 Esslöffel Honig

-1 Teelöffel gemahlener Leinsamen

-1 Teelöffel Chiasamen

**Richtungen:**

Mischen Sie jeden Artikel einzeln in einem Mixer, bis er vollständig glatt ist. In ein Glas füllen und genießen!

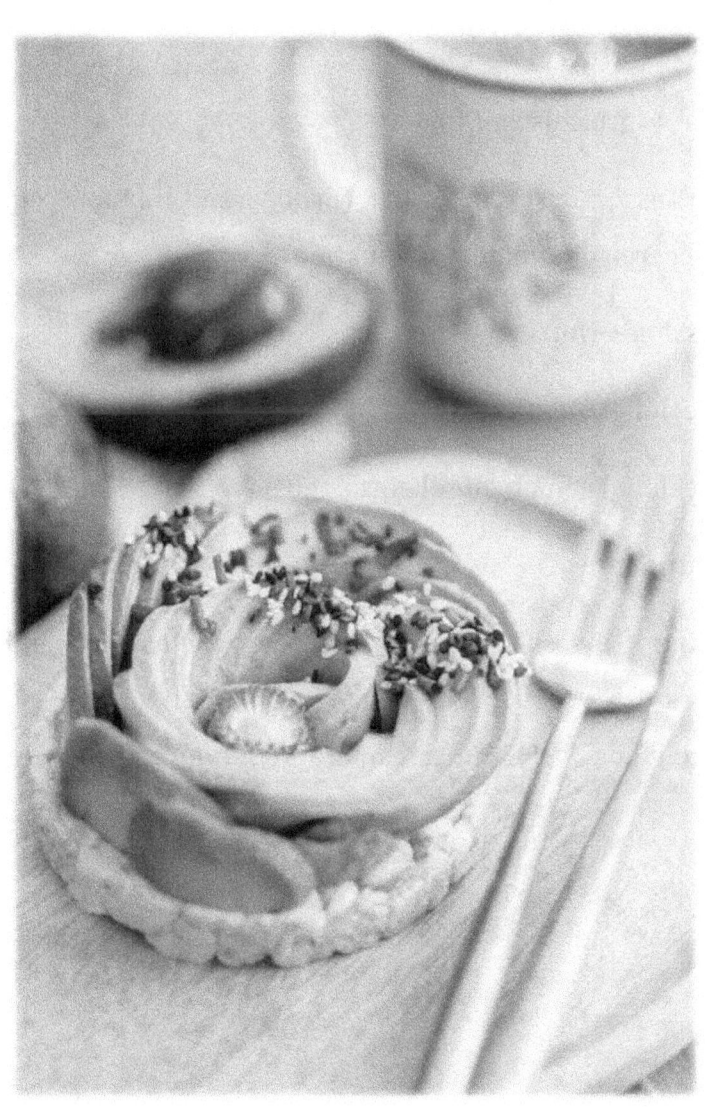

## 2. Griechischer Joghurt- und Obstsalat

Zutaten:

-1 Tasse griechischer Joghurt

-½ Tasse frisches Obst (Erdbeeren, Blaubeeren, Himbeeren oder eine Kombination)

-2 Esslöffel Honig

-1 Teelöffel Chiasamen

-1 Teelöffel gemahlener Leinsamen

**Richtungen:**

In einer Schüssel Joghurt, Obst, Honig, Chiasamen und Leinsamen vermischen. Mischen, bis alles vereint ist. Gekühlt oder bei Zimmertemperatur servieren.

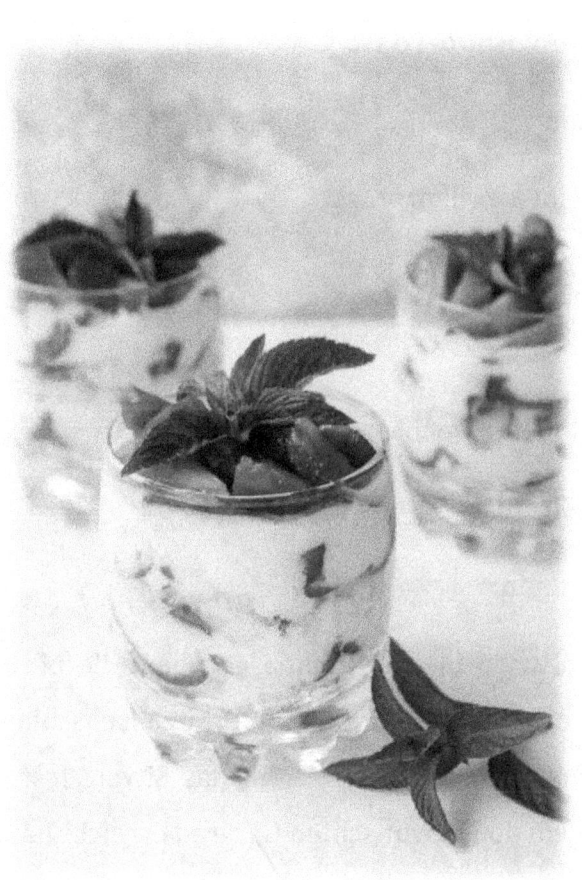

### 3. Eier-Avocado-Toast

**Zutaten:**

-2 Scheiben Vollkorntoast

-1 Avocado, püriert

-2 Eier

-1 Teelöffel Olivenöl

-Prise Meersalz

**Richtungen:**

Olivenöl wird in eine Pfanne gegeben, die bereits auf mittlere bis hohe Temperatur erhitzt ist. Schlagen Sie die Eier auf und kochen Sie, bis das Eiweiß fest ist und das Eigelb den gewünschten Gargrad erreicht hat. In der Zwischenzeit das Avocadopüree auf dem Toast verteilen. Die gekochten Eier auf den Toast legen, mit Meersalz würzen und servieren.

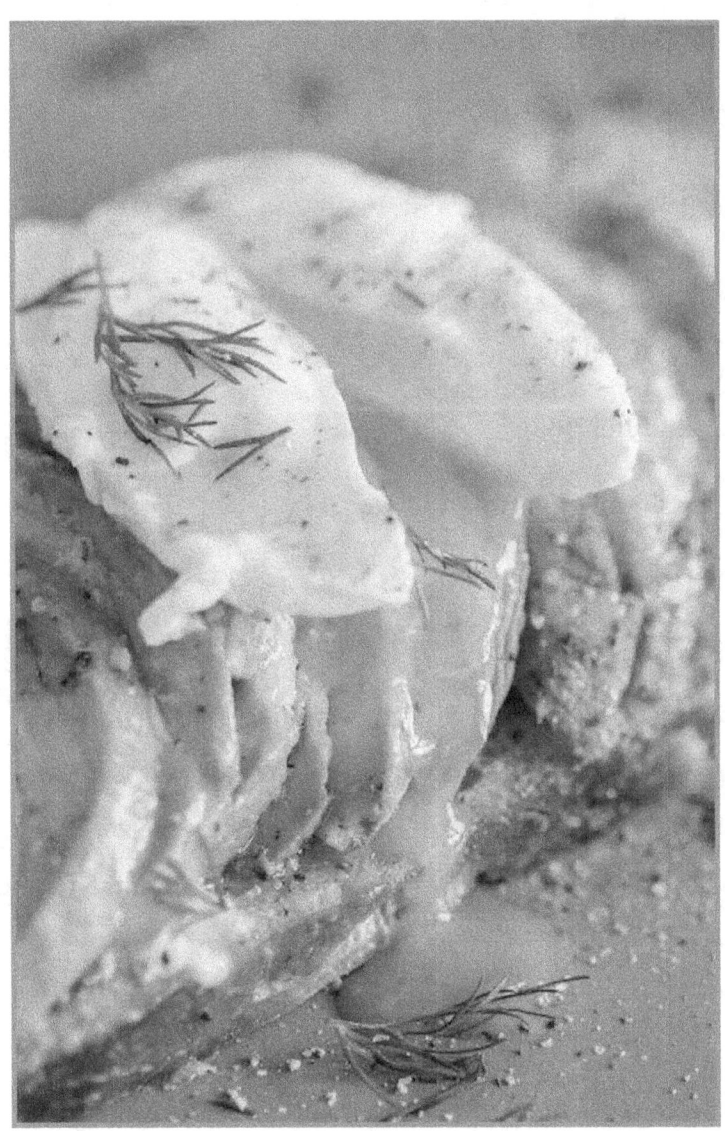

31 | KOCHBUCH FÜR FRUCHTBARKEITSDIÄT

## 4. Overnight Oats mit Äpfeln und Chiasamen

**Zutaten:**

-½ Tasse Haferflocken

-1 Tasse milchfreie Milch

-1 Apfel, gehackt

-2 Esslöffel Honig

-2 Esslöffel Chiasamen

**Richtungen:**

Haferflocken, Milch, Apfel und Honig in einer Schüssel vermischen und verrühren, bis alles gut vermischt ist. Die Schüssel sollte in Plastik eingewickelt und über Nacht im Kühlschrank aufbewahrt werden. Am nächsten Morgen die Chiasamen unterrühren und servieren.

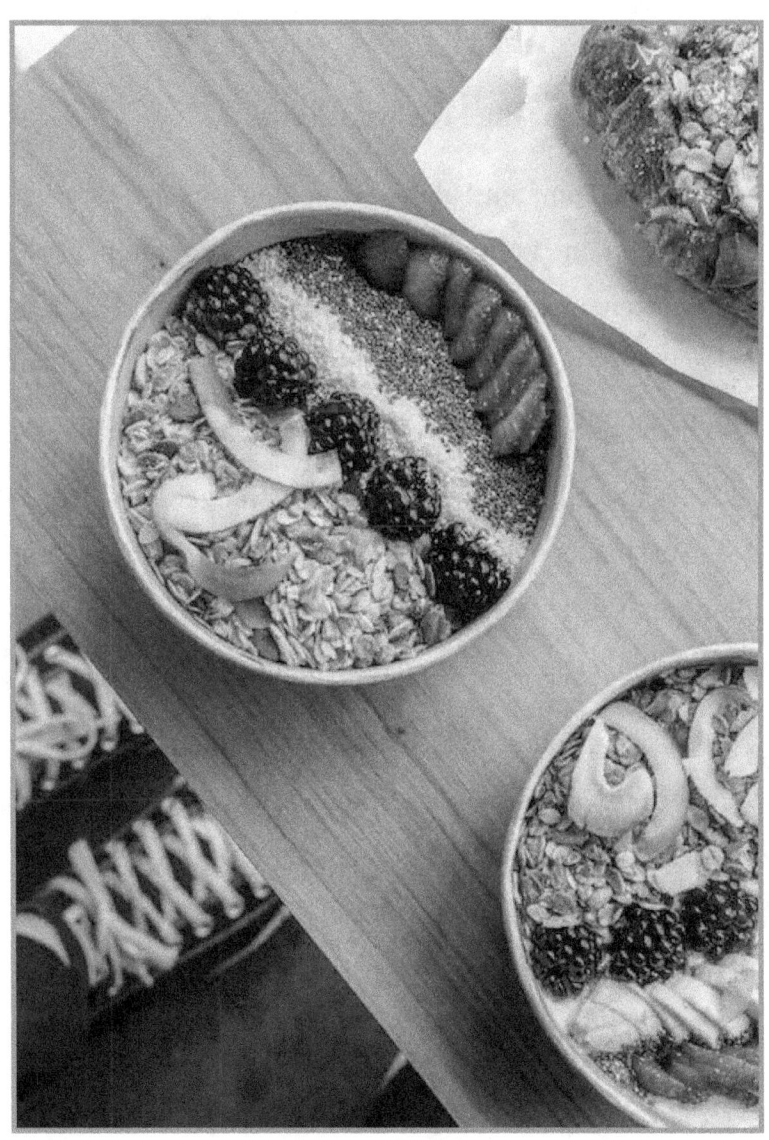

## Rezept zum Mittagessen

**Salatrezepte für die Fruchtbarkeit:**

1. Avocado-Tomaten-Salat – Schneiden Sie eine Avocado in Scheiben und kombinieren Sie sie mit Tomaten, frisch geschnittenem Basilikum, nativem Olivenöl extra, gehacktem Knoblauch und schwarzem Pfeffer für einen einfachen und fruchtbarkeitsfreundlichen Salat.

2. Griechischer Salat mit gegrilltem Hähnchen – Grillen Sie extra mageres Hähnchen und kombinieren Sie es mit Blattgemüse, Feta-Käse, Gurke, roten Zwiebeln, Oliven und einem leichten Dressing auf Joghurtbasis.

3. Gerösteter Auberginensalat – Braten Sie geschnittene Auberginen im Ofen und kombinieren Sie sie dann mit gehacktem Knoblauch, gewürfelten Tomaten und ein paar Esslöffeln Olivenöl.

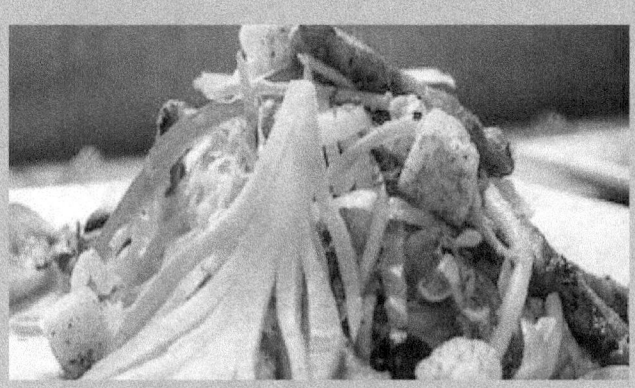

**Suppenrezepte für die Fruchtbarkeit:**

1. Blumenkohl-Sonnenblumensprossen-Suppe – Braten Sie etwas gehackten Blumenkohl und Knoblauch in Olivenöl an, bevor Sie das Gemüse in der Gemüsebrühe kochen. Mit einigen Sonnenblumensprossen abschließen und mit frischer Petersilie garnieren.

2. Gemüsesuppe mit Hühnchen – Gehackte Karotten, Sellerie, Zwiebeln und Süßkartoffeln in Gemüsebrühe köcheln lassen. Das zerkleinerte Hähnchenfleisch dazugeben und köcheln lassen, bis das Gemüse weich ist.

3. Karotten-Kokosmilch-Suppe – Gewürfelte Karotten, Sellerie und Lauch in Gemüsebrühe kochen.

Anschließend etwas cremige Kokosmilch untermischen und mit Kreuzkümmel und Koriander würzen.

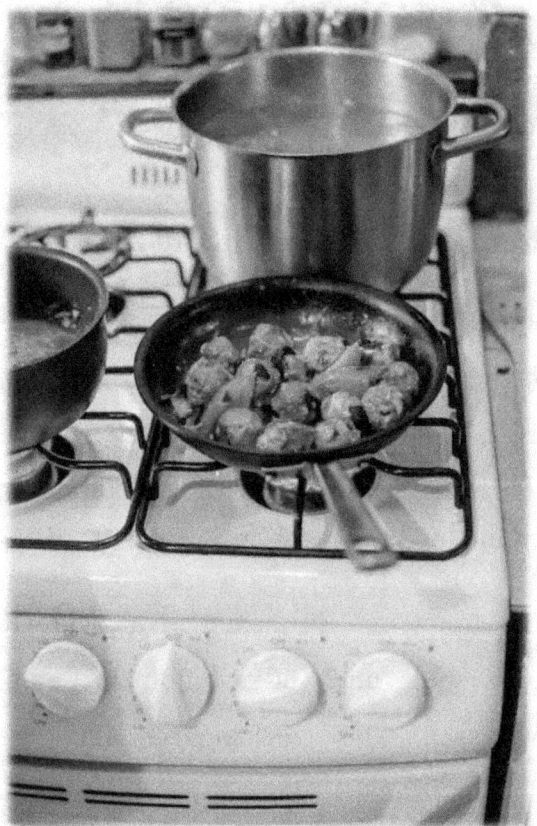

**Sandwich-Rezepte für die Fruchtbarkeit:**

1. Auberginen-Feta-Sandwich – Toasten Sie 2 Scheiben Vollkornbrot und belegen Sie es mit gerösteten Auberginenscheiben, Feta-Käse und frisch geschnittenem Basilikum.

2. Offenes Avocado-Sandwich – Zerdrückte Avocado auf Vollkornbrot verteilen und mit gewürfelten Tomaten, frischem Basilikum und Meersalz garnieren.

3. Erdnussbutter-Bananen-Sandwich – Eine Scheibe Vollkornbrot mit Erdnussbutter bestreichen und mit einer geschnittenen Banane und einer Prise Zimt belegen.

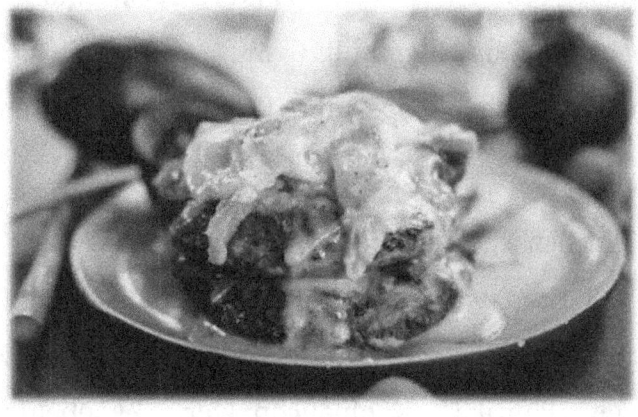

# Rezepte zum Abendessen

**Hühnerrezepte für die Fruchtbarkeit:**

1. Würziger Hühnchen-Taco-Salat: Beginnen Sie damit, gewürfeltes Hühnchen in etwas Öl anzubraten, bis es gar ist. Aus der Pfanne nehmen und beiseite stellen. Zwiebeln und Paprika in die gleiche Pfanne geben und mit einer Prise Salz und Pfeffer abschmecken. Das gekochte Hähnchen zurück in die Pfanne geben und mit Chilipulver, Kreuzkümmel, Knoblauch und Paprika abschmecken. Weitere 2-3 Minuten kochen lassen, oder bis das Gemüse weich ist.

In einer großen Schüssel Salat, Tomatenwürfel, schwarze Bohnen, Avocado und die Mischung aus gekochtem Hühnchen und Gemüse vermischen. Den Taco-Salat nach Belieben mit Koriander, Limettensaft und gewürfelten Jalapenos belegen. Genießen!

2. Hähnchenschenkel mit Spinat und Speck: Den Ofen auf 425 Grad vorheizen. Hähnchenschenkel in einer Schicht auf ein vorbereitetes Backblech legen. Zum Würzen Paprika, Knoblauchpulver, Zwiebelpulver sowie etwas Salz und Pfeffer hinzufügen. Hühnchen

sollte 30 Minuten lang gebacken werden oder bis es eine Temperatur von 165 Grad F erreicht.

Bei mittlerer Hitze den Speck in einer Pfanne anbraten. Sobald der Speck fertig gegart ist, nehmen Sie ihn heraus und legen Sie ihn auf Papiertüchern beiseite. In dieselbe Pfanne Babyspinat geben und mit Knoblauchpulver, Zwiebelpulver sowie einer Prise Salz und Pfeffer abschmecken. 3 Minuten kochen lassen oder bis es zusammengefallen ist.

Sobald das Hähnchen durchgegart ist, belegen Sie jeden Schenkel mit gekochten Speckstücken und einem kräftigen Löffel Spinat. Zurück in den Ofen und weitere 5 Minuten backen. Warm servieren.

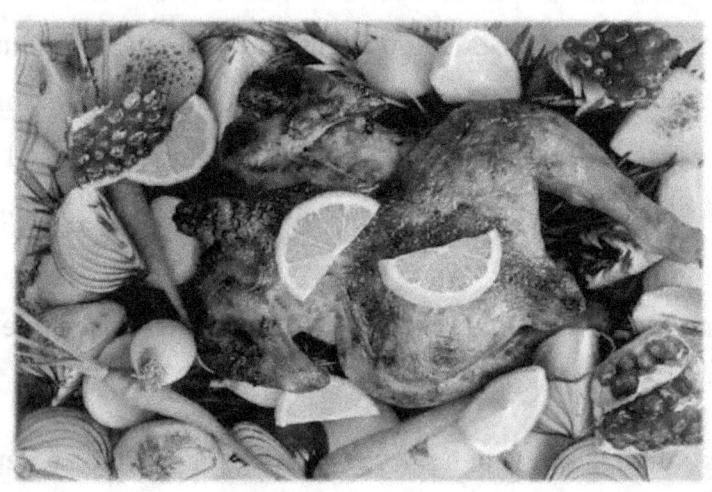

**Fischrezepte für die Fruchtbarkeit:**

1. Gebackener Kabeljau mit Limettensauce: Ofen auf 375 Grad vorheizen. Legen Sie ein Kabeljaufilet in die Mitte einer leicht gefetteten Auflaufform und würzen Sie es mit Meersalz, schwarzem Pfeffer, Knoblauchpulver und Paprika nach Geschmack. 12–15 Minuten backen, oder bis der Fisch gar ist und sich mit einer Gabel leicht zersplittern lässt.

In der Zwischenzeit die Limettensauce zubereiten. Butter in einer kleinen Pfanne bei mittlerer Hitze schmelzen. Sobald es geschmolzen ist, Knoblauch, gehackte Jalapenos und Zitronensaft unterrühren. 2-3 Minuten köcheln lassen, bis die Soße leicht eingedickt ist. Sobald der Kabeljau gar ist, die Soße über den Kabeljau gießen und weitere 5 Minuten backen.

2. Gebackener Lachs mit Knoblauchbuttersauce: Ofen auf 400 Grad vorheizen. Ein Lachsfilet in die Mitte einer leicht gefetteten Auflaufform legen und mit Meersalz, schwarzem Pfeffer und Knoblauchpulver abschmecken. 15-20 Minuten backen, oder bis der Lachs gar ist und sich mit einer Gabel leicht ablösen lässt.

In der Zwischenzeit die Knoblauchbuttersauce zubereiten. In einem kleinen Topf Butter bei mittlerer Hitze schmelzen. Sobald es geschmolzen ist, Knoblauch, gehackte Petersilie und Zitronensaft unterrühren. 2-3 Minuten köcheln lassen, bis die Soße leicht eingedickt ist. Sobald der Lachs gar ist, die Sauce über den Lachs gießen und weitere 5 Minuten backen.

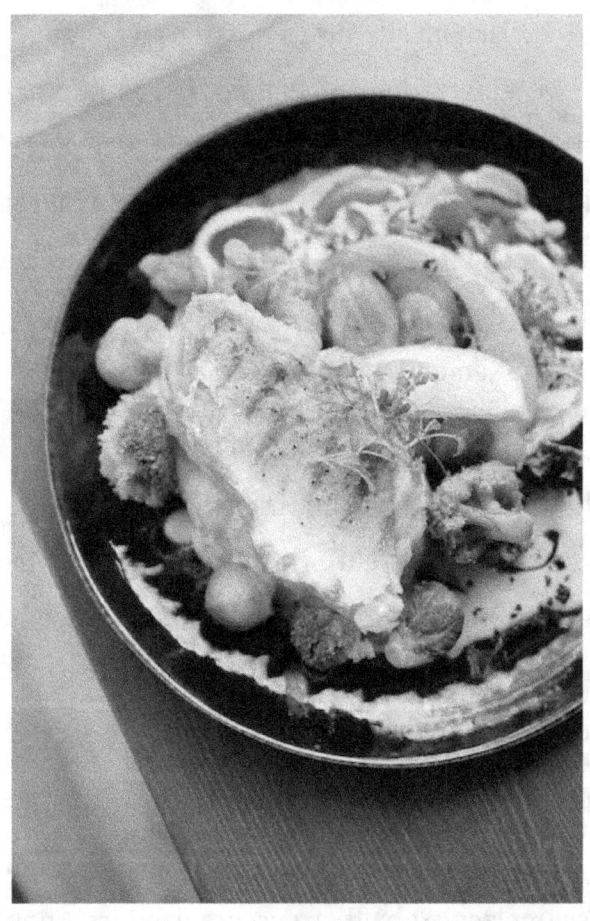

**Vegetarische Rezepte für die Fruchtbarkeit:**

1. Zucchini-Lasagne: Ofen auf 375 Grad vorheizen. Eine 9x13 Zoll große Auflaufform einfetten.

Öl in einer mittelgroßen Pfanne bei mittlerer Hitze erhitzen. Knoblauch und Zwiebeln hinzufügen und 5 Minuten kochen lassen, oder bis die Zwiebeln weich sind. Pilze und Spinat hinzufügen und weitere 5 Minuten kochen lassen, oder bis das Gemüse weich ist. In dieselbe Pfanne zerdrückte Tomaten, Basilikum, Oregano und eine Prise Salz und Pfeffer nach Geschmack geben. 10 Minuten köcheln lassen reicht aus, um die Soße leicht einzudicken. Bereiten Sie in der Zwischenzeit die Ricotta-Käse-Mischung vor. In einer mittelgroßen Schüssel Ricotta-Käse, Parmesan, Ei und eine Prise Salz und Pfeffer nach Geschmack vermischen.

Sobald Gemüse und Soße gekocht sind, ist es Zeit, die Lasagne zusammenzustellen. Beginnen Sie damit, die Hälfte der Zucchini leicht auf den Boden der gefetteten Auflaufform zu legen. Mit der Hälfte der Ricotta-Käse-Mischung belegen, gefolgt von der Hälfte der Gemüsesauce. Wiederholen Sie die Schichten noch einmal. Mit Mozzarella-Käse und einer Prise Parmesankäse belegen.

40 Minuten backen oder bis die Oberfläche goldbraun und sprudelnd ist. Vor dem Schneiden und Servieren ist eine Abkühlzeit von 10 Minuten erforderlich.

2. Auberginen-Pilz-Curry: Öl in einer großen Pfanne bei mittlerer Hitze erhitzen. Knoblauch, Ingwer und Tomatenmark hinzufügen und unter häufigem Rühren 2 Minuten kochen lassen. Currypulver, Kreuzkümmel, Garam Masala und eine Prise Salz und Pfeffer nach Geschmack hinzufügen.

Gewürfelte Auberginen und Pilze hinzufügen und weitere 8 Minuten kochen lassen, dabei gelegentlich umrühren. Zum Schluss Kokosmilch und Spinat einrühren und weitere 2 Minuten kochen lassen, oder bis der Spinat zusammengefallen ist.

Über gekochtem Basmatireis oder Ihrem Lieblingskorn servieren und bei Bedarf mit einem Klecks griechischem Naturjoghurt belegen. Genießen!

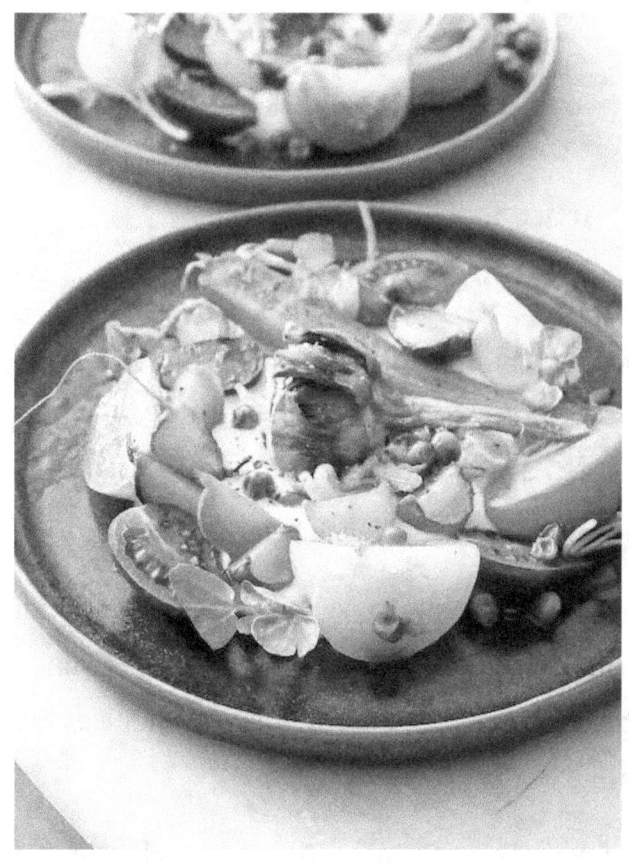

# KAPITEL SIEBEN

## Snacks und Desserts für die Fruchtbarkeit

**Gesunde Snack-Ideen für die Fruchtbarkeit**

1. Zitrusfrüchte: Orangen, Grapefruits, Zitronen und Limetten sind voller Vitamin C, um Ihre Fruchtbarkeit zu steigern. Essen Sie sie so wie sie sind oder entsaften Sie sie für einen köstlichen Snack.

2. Avocado: Avocado ist voller gesunder Fette, die für die Fruchtbarkeit wichtig sind. Belegen Sie es mit Toast, kombinieren Sie es mit Eiern oder geben Sie es in einen Smoothie.

3. Grüner Tee: Grüner Tee ist nicht nur voller Antioxidantien, die Ihre Fruchtbarkeit verbessern, sondern auch reich an Koffein für einen Energieschub.

4. Griechischer Joghurt: Griechischer Joghurt ist eine großartige Quelle für Kalzium und Protein. Einfacher griechischer Joghurt ist ein toller Snack mit einer Prise Nüssen, Samen oder Früchten.

5. Mandeln: Mandeln sind eine gute Zinkquelle, die dazu beitragen kann, die Spermienzahl zu erhöhen und die Qualität Ihrer Eizellen zu verbessern. Genießen Sie eine Handvoll als Snack oder in einem Smoothie.

6. Dunkle Schokolade: Der Verzehr von dunkler Schokolade kann Ihre Fruchtbarkeit verbessern. Wählen Sie dunkle Schokolade mit einem Kakaoanteil von mindestens 70 %, um die größten gesundheitlichen Vorteile zu erzielen.

7. Beeren: Essen Sie eine Handvoll antioxidantienreicher Beeren – Blaubeeren, Himbeeren und Erdbeeren – als Snack, um Ihre Fruchtbarkeit zu steigern.

**Dessertrezepte für Fruchtbarkeit**

1. Fruchtbarkeitsteekuchen: Mischen Sie Ihre Lieblings-Trockenteemischung mit einem Gugelhupfteig und backen Sie ihn, bis er goldbraun ist. Der Tee hilft, die Fruchtbarkeit zu verbessern, während Sie ein dekadentes Dessert genießen.

2. Fruchtbarkeits-Smoothie-Bowl: Mischen Sie reife Bananen, gefrorene Beeren, Joghurt, Chiasamen und einen Spritzer Zitrone. Mit frischem Obst und Nüssen belegen.

3. Apfelkuchen mit Aprikosenglasur: Äpfel in Scheiben schneiden, mit gemahlenem Zimt und Muskatnuss vermischen und in einen im Laden gekauften Tortenboden schichten. Backen und mit einer Aprikosenglasur aus Aprikosenkonfitüre und Honig belegen.

4. Schokoladenkuchen ohne Mehl: Dieser einfache, mehlfreie Kuchen besteht aus dunkler Schokolade, Eiern, Zucker und Butter. Mit einem Eisportionierer oder etwas frisch geschlagener Sahne servieren.

5. Fruchtbarkeitskekse: Teils Keks, teils gesunder Leckerbissen. Diese Kekse bestehen aus Hafer, Datteln, Honig, Nüssen und dunkler Schokolade. Backen, dann mit einem Milchglas servieren.

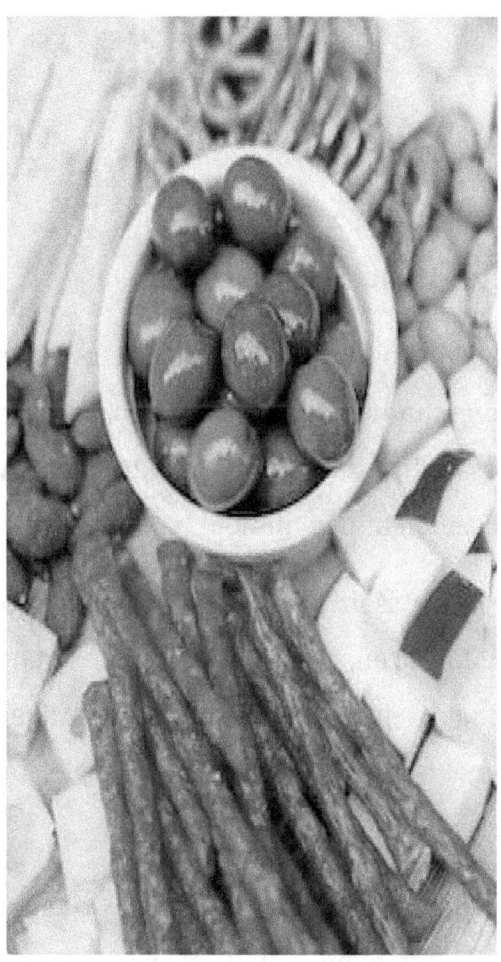

# KAPITEL ACHT

## Säfte und Smoothies für die Fruchtbarkeit

**Saftrezepte für die Fruchtbarkeit:**

1. Apfel-Rüben-Kokos-Saft – 2 Äpfel, 1 geschälte und in Scheiben geschnittene Rote Bete und einen Spritzer Kokosnusssaft in einem Mixer zerdrücken. Alles glatt rühren. Abseihen und genießen!

2. Fruchtbarkeitssaft – 2 Äpfel, 1 Tasse gewürfelte Ananas, 2 Karotten, 1 Süßkartoffel, 1 Orange und 2 Selleriestangen in einen sauberen Mixer geben. Verarbeiten, bis alles gut vermischt und gleichmäßig ist, und genießen!

3. Avocado-Spinat-Saft – 3 Avocados, 3 Handvoll Spinat und 2 Selleriestangen mit 1 Tasse Wasser in einen sauberen Mixer geben. Zutaten glatt rühren und genießen!

**Smoothie-Rezepte für die Fruchtbarkeit:**

1. Beerenaufguss – 1 Tasse gefrorene Himbeeren, 1 Banane, 1/2 Tasse Blaubeeren, 1 Tasse Mandelmilch, 1 Esslöffel Honig und 3 Esslöffel Haferflocken in einen sauberen Mixer geben. Alles glatt rühren.

2. Fruchtbarkeitsshake – Geben Sie 1/2 Tasse Ananas, 1/2 Tasse Mango, 2 Handvoll Spinat, 1 Banane, 1/2 Tasse Kokoswasser, 1 Esslöffel Honig und 1 Teelöffel Maca-Pulver in einen Mixer. Cremig mixen und genießen!

3. Protein Power – Kombinieren Sie 2 Teelöffel Erdnussbutter, 1 Messlöffel Proteinpulver, 1 Banane, 1 Esslöffel Chiasamen, 1 Tasse Mandelmilch und 1 Tasse Spinat in einem Mixer. Alles glatt rühren.

**Vorteile von Saft und Smoothies für die Fruchtbarkeit:**

Das Entsaften und die Zubereitung von Smoothies können Ihrer Fruchtbarkeit zahlreiche Vorteile bringen. Säfte, Smoothies und andere Mixgetränke bieten Ihrem Körper eine einfache Möglichkeit, wichtige Vitamine, Mineralien und Antioxidantien aufzunehmen. Durch die

Herstellung nährstoffreicher Getränke können Sie Ihrem Körper den nötigen Treibstoff liefern, um den Eisprung und eine gesunde und erfolgreiche Empfängnis zu fördern. Säfte und Smoothies sind auch eine einfache Möglichkeit, mehr Obst und Gemüse zu sich zu nehmen, was die Verdauungsgesundheit unterstützen und Ihr Immunsystem stärken kann.

**Tipps, um das Beste aus Saft- und Smoothie-Rezepten für die Fruchtbarkeit herauszuholen:**

1. Bio-Produkte sind am besten: Entscheiden Sie sich bei der Zubereitung Ihrer Saft- und Smoothie-Rezepte für frisches Bio-Obst und -Gemüse, um sicherzustellen, dass Ihr Getränk die nährstoffreichsten Zutaten enthält.

2. Ballaststoffe erhöhen: Fügen Sie Chiasamen, Leinsamen oder andere Vollkornprodukte hinzu, um den Ballaststoffgehalt Ihres Safts oder Smoothies zu erhöhen.

3. Fügen Sie Fette und Proteine hinzu: Gesunde Fettquellen wie Avocado- und Nussbutter helfen Ihrem Körper, die Aufnahme von Zucker aus Ihrem Saft oder

Smoothie zu verlangsamen. Proteinpulver, Nüsse und Nussbutter stellen außerdem eine Proteinquelle dar, die zum Aufbau von Muskelkraft und zur Förderung einer gesunden Verdauung beitragen kann.

4. Sofort trinken: Trinken Sie Ihren Saft oder Smoothie so schnell wie möglich, um den größtmöglichen Nutzen zu erzielen. Durch das sofortige Trinken kann Ihr Körper mehr lebenswichtige Vitamine und Mineralien aufnehmen.

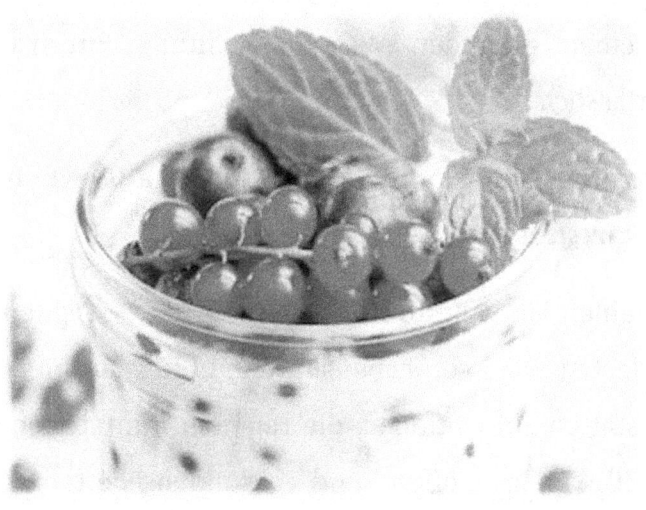

# KAPITEL NEUN

## Auswärts essen und reisen, während man versucht, schwanger zu werden

Essen gehen und Reisen können ein aufregender und unterhaltsamer Teil des Lebens sein, allerdings kann es schwierig sein, gesunde Entscheidungen zu treffen, wenn man versucht, schwanger zu werden. Der Verzehr nährstoffreicher Lebensmittel ist für die Empfängnis von entscheidender Bedeutung, und die richtigen Entscheidungen beim Essen gehen und auf Reisen sind für einen gesunden Weg in Richtung Elternschaft unerlässlich.

**So wählen Sie gesunde Lebensmittel aus, wenn Sie auswärts essen**

1. Wählen Sie nährstoffreiche Lebensmittel. Achten Sie bei der Auswahl von Lebensmitteln in Restaurants oder Gaststätten auf Optionen, die reich an Nährstoffen wie Eiweiß, Ballaststoffen und gesunden Fetten sind.

Suchen Sie nach nährstoffreichen Optionen wie gegrilltem Hähnchen, Fisch oder Meeresfrüchten, frischem Gemüse und Hülsenfrüchten.

2. Vermeiden Sie verarbeitete Lebensmittel und beschränken Sie zuckerhaltige Snacks. Beim Essen gehen oder auf Reisen kann es verlockend sein, einfachere und bequemere Lebensmittel zu wählen, wie Fast Food, verarbeitete Snacks und zuckerhaltige Desserts. Beschränken Sie diese Optionen und konzentrieren Sie sich auf nährstoffreichere Optionen wie gegrilltes Gemüse, proteinreiche Salate oder Vollkornprodukte.

3. Begrenzen Sie den Alkoholkonsum. Während Sie eine Mahlzeit genießen, kann es leicht sein, sich für ein oder zwei Getränke zu entscheiden. Wenn Sie jedoch versuchen, schwanger zu werden, ist es am besten, den Alkoholkonsum zu begrenzen und nach Möglichkeit ganz darauf zu verzichten. Alkohol kann die Fruchtbarkeit beeinträchtigen, daher ist es wichtig, dies beim Essen im Hinterkopf zu behalten.

**Reisesnacks für Fruchtbarkeit**

1. Nüsse und Samen. Nüsse und Samen sind eine ausgezeichnete Quelle für Protein, gesunde Fette und Ballaststoffe. Sie können sie auch bequem unterwegs mitnehmen.

2. Ameisen auf einem Baumstamm. Selleriestangen, Erdnussbutter und Rosinen ergeben einen köstlichen und nährstoffreichen Snack.

3. Proteinriegel oder Shakes. Proteinriegel und -shakes sind eine hervorragende Möglichkeit, auch unterwegs einen zusätzlichen Proteinschub zu sich zu nehmen. Wählen Sie Lebensmittel, die reich an Ballaststoffen und wenig Zucker sind.

4. Joghurt oder Kefir. Joghurt oder Kefir sind eine großartige Quelle für Kalzium, Probiotika und Protein. Es gibt viele tragbare Optionen, die keine Kühlung erfordern und sich hervorragend mit Nüssen oder Samen kombinieren lassen.

5. Getrocknete Beeren oder Früchte. Getrocknete Beeren oder Früchte liefern Ballaststoffe, Vitamine und Mineralien und sind zudem perfekt tragbar.

Für die Empfängnis ist es wichtig, unterwegs eine gesunde Ernährung zu wählen. Wählen Sie nährstoffreiche Optionen und Snacks, die die für eine gesunde Empfängnis notwendigen Nährstoffe liefern.

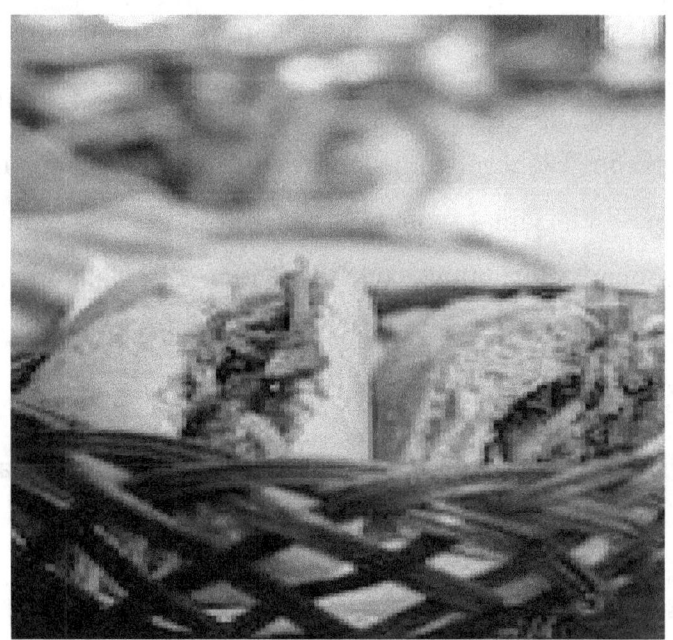

# KAPITEL ZEHN

## Mythen und Fakten zur Fruchtbarkeitsdiät

Häufige Mythen über die Fruchtbarkeitsdiät

**Mythos 1:** Der Verzehr bestimmter Lebensmittel steigert Ihre Fruchtbarkeit

Tatsache: Während eine ausgewogene Ernährung mit einer Vielzahl von Lebensmitteln aus allen Lebensmittelgruppen wichtig für die allgemeine Gesundheit ist, gibt es kein bestimmtes Lebensmittel, das die Fruchtbarkeit steigert.

**Mythos 2:** Sie sollten Fleisch und Milchprodukte aus Ihrer Ernährung streichen, um die Fruchtbarkeit zu steigern

Fakt: Es stimmt zwar, dass der Verzehr pflanzlicher Proteine mit einer besseren Fruchtbarkeit in Verbindung gebracht wird, es ist jedoch nicht notwendig, Fleisch und Milchprodukte vollständig aus Ihrer Ernährung zu streichen, um Ihre Chancen auf eine

Empfängnis zu verbessern. Eine ausgewogene Ernährung mit einer Vielzahl von Proteinen ist der Schlüssel zur Optimierung der Fruchtbarkeit.

**Mythos 3:** Der Verzehr bestimmter Obst- und Gemüsesorten steigert die Fruchtbarkeit

Tatsache: Der Verzehr frischer Produkte ist wichtig für die allgemeine Gesundheit, es besteht jedoch kein direkter Zusammenhang zwischen dem Verzehr bestimmter Obst- oder Gemüsesorten und einer verbesserten Fruchtbarkeit.

**Mythos 4:** Der Verzehr verarbeiteter Lebensmittel verringert Ihre Fruchtbarkeit

Tatsache: Es ist unwahrscheinlich, dass der maßvolle Verzehr von verarbeiteten Lebensmitteln Auswirkungen auf die Fruchtbarkeit hat. Eine ausgewogene Ernährung mit Proteinen, Kohlenhydraten und gesunden Fetten sowie die Einschränkung verarbeiteter Lebensmittel sind der Schlüssel zur Optimierung der Fruchtbarkeit.

**Mythen über Fruchtbarkeitsdiät entlarven**

Mythos 1: Der Verzehr einer bestimmten Art von Nahrungsmitteln kann die Fruchtbarkeit steigern

Tatsache: Eine ausgewogene Ernährung ist zwar wichtig für die allgemeine Gesundheit, garantiert jedoch nicht unbedingt eine verbesserte Fruchtbarkeit. Eine Vielzahl von Lebensmitteln aus allen Lebensmittelgruppen wird empfohlen, es gibt jedoch keine Hinweise darauf, dass ein bestimmtes Lebensmittel die Fruchtbarkeit steigert.

Mythos 2: Eine bestimmte Diät kann Ihre Fruchtbarkeit verbessern

Tatsache: Zwar gibt es einige Diäten, wie etwa die Mittelmeerdiät, die gesundheitliche Vorteile bieten können, es gibt jedoch keine eindeutigen Beweise dafür, dass eine bestimmte Diät mit einer verbesserten Fruchtbarkeit in Verbindung gebracht wird. Eine ausgewogene Ernährung mit einer Vielzahl von

Früchten, Gemüse, Proteinen und gesunden Fetten dürfte der Fruchtbarkeit am besten zugute kommen.

Mythos 3: Die Einnahme von Hormontherapien oder Nahrungsergänzungsmitteln steigert die Fruchtbarkeit

Tatsache: Hormontherapien können zwar in bestimmten Fällen verordnet werden, sie sind jedoch keine Garantie für eine erhöhte Fruchtbarkeit. Der Konsum großer Mengen an Hormonen oder Nahrungsergänzungsmitteln kann das Gleichgewicht Ihrer Hormone stören und zu Nebenwirkungen führen.

**Fakten zur Fruchtbarkeitsdiät**

Fakt 1: Eine ausgewogene Ernährung mit abwechslungsreichen Lebensmitteln ist wichtig für die Optimierung der Fruchtbarkeit

Tatsache: Eine ausgewogene Ernährung mit einer Vielzahl von Proteinen, Kohlenhydraten, Obst und Gemüse ist wichtig, um die essentiellen Nährstoffe zu erhalten, die für eine gesunde Fruchtbarkeit notwendig sind.

Fakt 2: Die Einschränkung ungesunder verarbeiteter Lebensmittel ist wichtig für eine optimale Fruchtbarkeit

Tatsache: Eine Ernährung mit einem hohen Anteil an ungesunden, verarbeiteten Lebensmitteln wird mit einem Rückgang der Fruchtbarkeit in Verbindung gebracht. Die Einschränkung verarbeiteter Lebensmittel kann zur Verbesserung der Fruchtbarkeit beitragen.

Fakt 3: Richtige Ernährung und Bewegung können zur Optimierung der Fruchtbarkeit beitragen

Tatsache: Eine ausgewogene Ernährung und regelmäßige Bewegung können zur Optimierung der Fruchtbarkeit beitragen, indem sie Entzündungen verringern, Stress reduzieren und die allgemeine Gesundheit fördern.

Fakt 4: Trinkwasser ist wichtig für die Fruchtbarkeit

Tatsache: Das Trinken einer ausreichenden Menge Wasser ist wichtig für die allgemeine Gesundheit und besonders wichtig für die Gesundheit der Fruchtbarkeit. Wasser verbessert die Durchblutung und fördert den

Hormonhaushalt, der für die Empfängnis unerlässlich ist.

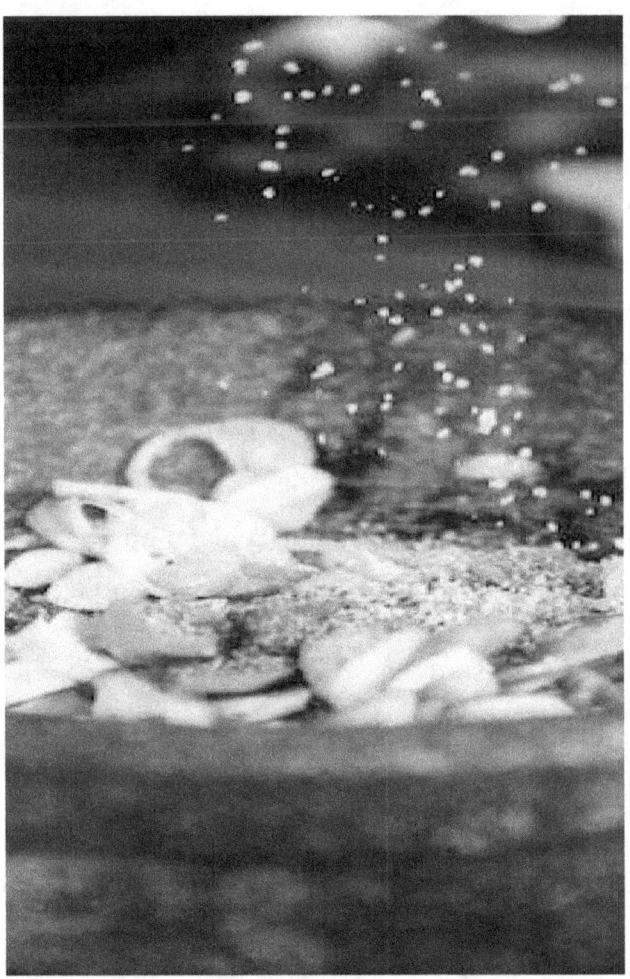

## ABSCHLUSS

Fruchtbarkeit und Ernährung hängen in vielerlei Hinsicht zusammen. Eine gute Ernährung und die Aufrechterhaltung eines gesunden Gewichts sind wichtig für die reproduktive Gesundheit einer Frau. Eine ausgewogene Ernährung, die reich an essentiellen Vitaminen und Mineralstoffen ist, trägt zur Regulierung des Hormonspiegels bei und bereitet den Körper auf die Empfängnis vor. Der Verzehr bestimmter Lebensmittel kann auch das Risiko für die Entwicklung bestimmter Fruchtbarkeitsprobleme verringern. Darüber hinaus können die Überwachung des Koffein- und Alkoholkonsums, ausreichend Schlaf und regelmäßige Bewegung zur Förderung der Fruchtbarkeit beitragen.

Zusätzliche Ressourcen

Weitere Informationen zu Fruchtbarkeit und Ernährung finden Sie in den folgenden Ressourcen:

- Die American Society for Reproductive Medicine: Diese Organisation betreibt eine Website mit zahlreichen Ressourcen zu Fruchtbarkeit und Ernährung. Besuchen Sie ihre Website, um mehr über die Auswahl eines reproduktiven Endokrinologen zu erfahren, mehr über reproduktive Gesundheit zu erfahren und die aktuellsten evidenzbasierten Informationen über Fruchtbarkeit zu finden.

- Centers for Disease Control and Prevention (CDC): Besuchen Sie die CDC-Website, um mehr über Ernährung, Strategien zur Aufrechterhaltung eines gesunden Gewichts und forschungsbasierte Ratschläge dazu zu erfahren, wie sich die Auswahl von Lebensmitteln auf die Gesundheit auswirkt.

- Institut für reproduktive Gesundheit: Das IRH ist eine unabhängige, globale Gesundheitsorganisation, die sich dem Verständnis der Ursachen und Folgen der reproduktiven Gesundheit widmet. Auf der IRH-Website finden Sie eine Vielzahl von Ressourcen zu den Themen reproduktive Gesundheit, Fruchtbarkeit und Ernährung.

- American College of Obstetricians and Gynecologists: Die ACOG-Website bietet Ressourcen zu Fruchtbarkeit und Ernährung, einschließlich Ratschlägen zur Erhöhung der Empfängnischancen.

- Nationales Institut für Kindergesundheit und menschliche Entwicklung: Diese Regierungswebsite enthält forschungsbasierte Informationen zu Fruchtbarkeit und Ernährung, einschließlich Berichten aus wissenschaftlichen Studien, Umfragen, Datenbanken, Artikeln, Videos und mehr.

Diese Ressourcen können dazu beitragen, im Rahmen der gesamten Reise zusätzliche Informationen bereitzustellen, um den Zusammenhang zwischen Fruchtbarkeit und Ernährung besser zu verstehen.

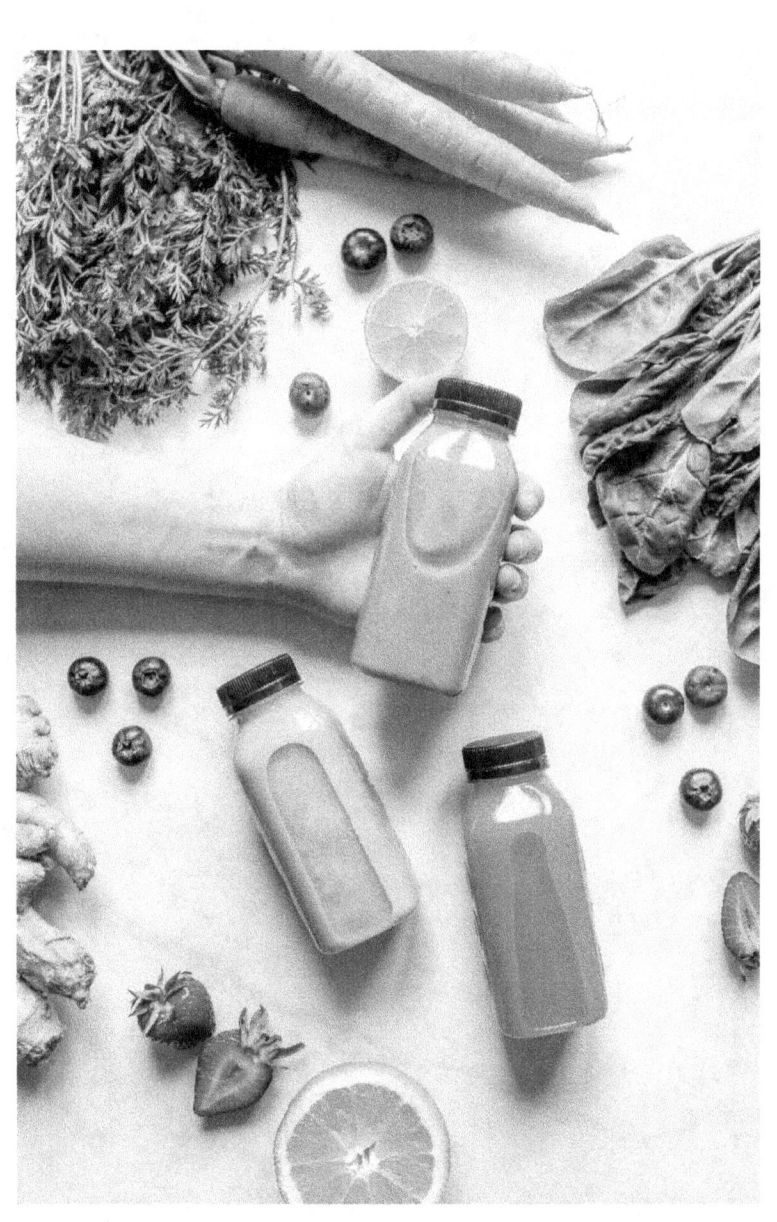

www.ingramcontent.com/pod-product-compliance
Lightning Source LLC
Chambersburg PA
CBHW082240220526
45479CB00005B/1292